中医医师规范化培训结业理论考核模拟试题

(中医专业)

化学工业出版社
·北京·

A1 答题说明

试题由一个题干与A、B、C、D、E五个备选答案组成。五个备选答案中只有一项是最佳选择（即正确答案），其余四项为干扰答案。答题时，须按题干的要求，从五个备选答案中选择一项作为正确答案。

1. 按国务院卫生行政部门标准，医师有权获得与本人执业活动相当的基本条件是
   A. 生活条件
   B. 安全保障条件
   C. 学习条件
   D. 医疗设备条件
   E. 药品供应条件

2. 某医院在给病人张某做剖宫产的过程中，发现张某的子宫有一恶性肿瘤，主治医生未经张某及其家属的同意，顺便将张某的子宫切除。此案例中该医院没有侵犯张某的权利是
   A. 知情权
   B. 身体权
   C. 健康权
   D. 隐私权
   E. 知情同意权

3. 突发公共卫生事件处理应遵循的原则**不包括**
   A. 统一领导、分级负责
   B. 预防为主、常备不懈
   C. 依法规范、措施果断
   D. 有效预防、及时控制
   E. 依靠科学、加强合作

4. 把有利于患者健康放在第一位，切实为患者谋利益的基本原则是
   A. 不伤害原则
   B. 尊重原则
   C. 有利原则
   D. 公正原则
   E. 平等原则

5. 根据《处方管理办法》规定：开具西药、中成药处方，每一种药品应当另起一行，每张处方不得超过的药品种类数目是
   A. 7种
   B. 6种
   C. 5种
   D. 4种
   E. 3种

6. 下列各项，属于医疗卫生行政法规的是
   A.《医疗机构管理条例》
   B.《医疗机构管理条例实施细则》
   C.《传染病防治法》
   D.《医师执业注册办法》
   E.《处方管理办法》

A2 答题说明

每道考题由两个以上相关因素组成或以一个简要病历形式出现，其下面有A、B、C、D、E五个备选答案，请从中选择一个最佳答案。

7. 患者，男，50岁。胸满喘闷，咳嗽痰多黏腻色白，咯吐不利，纳呆，口黏不渴，舌苔厚腻色白，脉滑。其证候是
   A. 痰浊阻肺证
   B. 痰热遏肺证
   C. 风寒闭肺证
   D. 水凌心肺证
   E. 风寒袭肺证

8. 患者，女，48岁。心悸气短，头晕目眩，神疲乏力，纳呆便溏，多梦，健忘，舌淡红，脉细弱。其证候是
   A. 心虚胆怯证
   B. 心脾两虚证
   C. 阴虚火旺证
   D. 心阳不振证
   E. 心血瘀阻证

9. 患者，男，60岁。便血紫黯，腹部隐隐作痛，喜热饮，面色不华，神疲乏力，便溏，舌质淡，脉细。治疗应首选的方剂是
   A. 黄芪汤
   B. 玉女煎
   C. 黄土汤

D. 茜根散

E. 泻心汤

10. 患者，男，38岁。身目发黄，黄色鲜明，上腹、右胁疼痛，身热不退，口苦咽干，便秘尿黄，舌红苔黄，脉滑数。其证候是

A. 肝胆湿热证

B. 大肠湿热证

C. 肝火上炎证

D. 胆腑郁热证

E. 寒湿困脾证

11. 患者，男，68岁。肺癌术后，形体消瘦，纳差，面色无华，气短乏力，头晕心悸，动则多汗，小便正常，舌淡，苔薄，脉细。其证候是

A. 肺气亏虚证

B. 痰湿蕴肺证

C. 肺肾阴虚证

D. 气血双亏证

E. 气阴两虚证

12. 患者，女，65岁。脘腹胀满，腹痛拒按，呕吐酸腐，嗳气厌食，大便秘结，舌苔厚腻，脉滑实。其证候是

A. 痰饮内阻证

B. 肝气犯胃证

C. 脾胃气虚证

D. 脾胃阳虚证

E. 饮食积滞证

13. 患者，男，37岁。小便量极少，短赤灼热，小腹胀满，口苦口黏，舌质红，苔黄腻，脉数。其治法是

A. 清泄肺热，通利水道

B. 行瘀散结，通利水道

C. 清利湿热，通利小便

D. 升清降浊，化气行水

E. 温补肾阳，化气利水

14. 患者，男，76岁。水肿多年不愈，病情加重，以至喘促难卧，心悸气短，畏寒肢冷，神疲气怯，纳呆，胸闷，尿少，舌淡胖，苔白，脉沉细。治疗应选用的方剂是

A. 五皮饮

B. 己椒苈黄丸

C. 真武汤

D. 苓甘五味姜辛汤

E. 防己黄芪汤

15. 患者，男，49岁。多年前有脑外伤史，平素时有头晕头痛，痛有定处，常有单侧肢体抽搐，颜面口唇青紫，舌质黯红，舌苔薄白，脉弦。其证候是

A. 寒邪内阻证

B. 瘀阻脑络证

C. 气虚血瘀证

D. 痰瘀互结证

E. 痰热瘀结证

16. 患者，女，67岁。站立过久后，出现眩晕昏仆，面色苍白，呼吸微弱，汗出肢冷，舌淡，脉沉细微。其中医诊断是

A. 眩晕

B. 中风

C. 昏迷

D. 厥证

E. 痫病

17. 患者，男，68岁。反复咳嗽、咯大量脓痰10余年，近1周发热、咳嗽、痰黄，昨起咯血，呈整口鲜血，幼年有百日咳史。查体：左下肺闻及局限性粗湿啰音，偶有哮鸣音。应首先考虑的诊断是

A. 慢性支气管炎急性发作

B. 肺结核伴感染

C. 肺炎链球菌肺炎

D. 慢性肺脓肿

E. 支气管扩张症继发感染

18. 患者，男，20岁。既往体健，跑动时突然发作心悸、气短，恶心未吐。查体：心率184次/分，节律规整，立即按压颈动脉后心率降为84次/分，律齐。应首先考虑的诊断是

A. 窦性心动过速

B. 阵发性室上性心动过速

C. 心房扑动

D. 心房颤动

E. 室性心动过速

19. 患者，男，55岁。近半年来无明显诱因出现右上腹胀痛，纳差，乏力，体重逐渐下降。B超提示肝大，肝右叶占位性病变，直径约4cm，血甲胎蛋白明显升高。确诊最有意义的检查是

A. 上腹部核磁共振

B. 上腹部增强CT

C. 肝功能实验室检查

D. 肝穿刺活检

E. 肝动脉造影

20. 患者，男，59岁。高血压病史10余年，定期门诊随访治疗，近期血压波动在180～190/100～110mmHg，X线胸片示主动脉型心，心电图提示左心室高电压，尿常规检查尿蛋白（+）。应首先考虑诊断是

A. 慢性肾炎合并肾性高血压

B. 高血压病2级高危组

C. 高血压病2级很高危组

D. 高血压病3级高危组

E. 高血压病3级很高危组

21. 患者，男，47岁。2天前有机磷杀虫药中毒，经救治后病情缓解离院。出院后10小时在家中突然出现眼睑下垂，此后迅速出现呼吸困难，逐渐呼吸表浅，意识丧失。家属否认患者既往有其他疾病史。应首先考虑的诊断是

A. 急性肺水肿

B. 中间型综合征

C. 迟发性脑病

D. 胆碱能危象

E. 迟发性多发性神经病

22. 患者，男，55岁。胸部X线提示心脏向两侧扩大，心脏超声检查确诊为原发性扩张型心肌病，LVEF为52%，临床评估心功能为NYHA Ⅰ级。应作为基础治疗的药物是

A. 血管紧张素转换酶抑制剂

B. 洋地黄

C. 利尿剂

D. 硝酸酯类

E. 抗血小板聚集药物

23. 患者，女，45岁。反复鼻出血1月余，长期月经过多。神疲乏力，食欲减退。血常规示血小板$45×10^9$/L，血小板相关抗体阳性；骨髓检查示巨核细胞显著增多，伴成熟障碍。应首先给予的治疗措施是

A. 脾切除术

B. 应用免疫抑制剂

C. 应用糖皮质激素

D. 应用雄激素

E. 静脉注射丙种球蛋白

24. 患者，女，66岁。慢性阻塞性肺病病史15年，近3日喘息、气急加重，咳嗽，咯痰不多。急查动脉血气分析：pH 7.33，PaO_2 52mmHg，$PaCO_2$ 56mmHg，HCO_3^- 28mmol/L，BE+ 5。应首先选择的氧疗原则是

A. 持续面罩高流量吸氧

B. 高压氧治疗

C. 间歇吸入纯氧

D. 持续低浓度吸氧

E. 间断高浓度吸氧

25. 患者，女，49岁。心烦失眠，五心烦热，口干，盗汗，思虑劳心则症状加重，伴有耳鸣腰酸，头晕目眩，舌红少津，苔少，脉细数。其证候是

A. 心肾不交证

B. 心虚胆怯证

C. 心血不足证

D. 痰火扰心证

E. 瘀阻心脉证

26. 患者，女，43岁。平时多有胸胁胀闷，嗳气食少，每因情绪抑郁时，发生腹痛泄泻，舌淡红，脉弦。其证候是

A. 脾胃虚弱证

B. 肾阳虚衰证

C. 肝肾阴虚证

D. 肝气乘脾证

E. 食滞肠胃证

27. 患者，男，39岁。呼吸气促，喉中哮鸣，胸闷如窒，口不渴，形寒怕冷，面色晦暗，舌苔白滑，脉弦紧。治疗应首选的方剂是
A. 二陈汤
B. 射干麻黄汤
C. 定喘汤
D. 麻黄汤
E. 平喘固本汤

28. 患者，男，62岁。咳喘病史20年。近1个月来咳逆喘促，时有神志恍惚，谵妄，烦躁不安，嗜睡，下肢水肿，舌淡胖，苔白腻，脉细滑数，诊断为肺胀。其证候是
A. 肺肾气虚证
B. 阳虚水犯证
C. 痰浊壅肺证
D. 痰热郁肺证
E. 痰蒙神窍证

29. 患者，女，66岁。黄疸日久，黄色晦暗如烟熏，纳少脘闷，大便溏，神疲畏寒，口淡不渴，舌淡苔腻，脉沉迟。治疗应首选的方剂是
A. 茵陈蒿汤
B. 茵陈五苓散
C. 甘露消毒丹
D. 黄连温胆汤
E. 茵陈术附汤

30. 患者，女，78岁。喘促日久，动则喘甚，呼多吸少，气不得续，汗出肢冷，跗肿，面青唇紫，舌淡苔白，脉沉弱。治疗应首选的方剂是
A. 平喘固本汤合补肺汤
B. 金匮肾气丸合参蛤散
C. 参附汤合黑锡丹
D. 生脉散合补肺汤
E. 生脉地黄汤合金水六君煎

31. 患儿，女，4岁。于秋季头皮初起小圆形结块，隆起皮面，红、肿、热、痛，3～5日化脓，随之溃脓向愈，无明显全身症状。其中医诊断是

A. 痈
B. 暑疖
C. 头癣
D. 有头疽
E. 颜面部疔疮

32. 患儿，男，8岁。营养不良，颈部疖肿此起彼伏，缠绵难愈，伴有大便干结，小便黄赤。其诊断是
A. 暑疖
B. 疖病
C. 有头疽
D. 沥青皮炎
E. 囊肿性粉刺

33. 患儿，男，7岁。于春季在左下颌出现结块，肿胀，灼热，疼痛，皮色不变，伴恶寒发热，头痛。其诊断是
A. 臀核
B. 痄腮
C. 颈痈
D. 瘰疬
E. 失荣

34. 患儿，男，5岁。发热、咽痛1天，体温39℃，鼻塞流涕，阵咳，拒食，呕吐1次，排稀便2次，无脓血及黏液。查体：咽部充血，口腔内硬腭、颊部可见疱疹，心肺腹查体未见异常，手足部散在少许红色小疱疹，舌质红，苔薄黄腻，脉浮数。血常规：白细胞总数 $8.6×10^9$/L，淋巴细胞68%，单核细胞10%，C反应蛋白 <1mg/L。应首先考虑的诊断是
A. 幼儿急疹
B. 麻疹
C. 水痘
D. 手足口病
E. 猩红热

35. 患儿，男，4岁。患肺炎2周余。现症见低热起伏，动则汗出，咳嗽无力，面色㿠白，消瘦神倦，纳呆便溏，舌苔白滑，舌质偏淡，脉细无力。治疗应首选的方剂是
A. 四君子汤

B. 人参五味子汤
C. 沙参麦门冬汤
D. 补中益气汤
E. 异功散

36. 患儿，男，8岁。高热3天，两侧耳下腮部肿胀疼痛，坚硬拒按，张口咀嚼困难，烦躁不安，口渴欲饮，颌下肿块胀痛，纳少，大便秘结，尿少而黄，舌红苔黄，脉滑数。其证候是
　　A. 温毒在表证
　　B. 邪陷心肝证
　　C. 邪炽气营证
　　D. 热毒蕴结证
　　E. 毒窜睾腹证

37. 患儿，女，9岁。胃痛隐隐反复不愈，喜暖喜按，空腹痛甚，得食则减，时呕清水，纳少，神疲，大便溏薄，舌质淡，边有齿痕，苔薄白，脉沉缓。治疗应首选的方剂是
　　A. 保和丸
　　B. 清中汤
　　C. 柴胡疏肝散
　　D. 小建中汤
　　E. 半夏泻心汤

38. 患者，女，36岁。乳房肿胀疼痛，皮色不变，乳汁分泌不畅，伴恶寒发热，头痛骨楚，胸闷呕恶，纳谷不馨，大便干结，舌质红，苔薄白，脉浮数。治疗应首选的方剂是
　　A. 清骨散
　　B. 逍遥散
　　C. 透脓散
　　D. 托里消毒散
　　E. 瓜蒌牛蒡汤

39. 患者，女，30岁。乳房疼痛，肿块随喜怒消长，伴有胸闷胁胀，善郁易怒，失眠多梦，心烦口苦，苔薄黄，脉弦滑。治疗应首选的方剂是
　　A. 二仙汤
　　B. 四物汤
　　C. 清骨散

D. 逍遥蒌贝散
E. 托里消毒散

40. 患者，女，29岁。乳房肿块较小，生长缓慢，不红不热，不觉疼痛，推之可移，伴胸闷叹息，舌质淡红，苔薄白，脉弦。治疗应首选的方剂是
　　A. 二仙汤
　　B. 逍遥散
　　C. 清骨散
　　D. 瓜蒌牛蒡汤
　　E. 桃红四物汤

41. 患者，女，35岁。既往月经规律，近半年月经延后，35～40天一行，经量减少，渐月经停闭，体质虚弱，腰腿酸软，头晕耳鸣，夜尿频多，舌淡黯，苔薄白，脉沉细。其证候是
　　A. 肾虚证
　　B. 血虚证
　　C. 血寒证
　　D. 气滞证
　　E. 痰湿证

42. 患者，女，22岁。平时喜冷饮，经期小腹冷痛，得热痛减，按之痛甚，经量少，色紫黑，有血块，苔白腻，脉沉紧。治疗应首选的方剂是
　　A. 血府逐瘀汤
　　B. 膈下逐瘀汤
　　C. 清热调血汤
　　D. 调肝汤
　　E. 少腹逐瘀汤

43. 患者，女，28岁。近3月每于两次月经之间阴道少量出血，色深红，质黏稠，无血块，平素带下量多，色黄，偶有异味，小腹隐痛，口苦纳呆，小便短赤，舌红苔黄腻，脉滑数。其证候是
　　A. 肾阴虚证
　　B. 湿热证
　　C. 血瘀证
　　D. 气滞证
　　E. 寒湿证

44. 患者，女，27岁。孕3个月，骑车不慎摔倒，阴道少量出血，腰腹坠痛，精神倦怠，脉滑无力。治疗应首选的方剂是
A. 举元煎
B. 苎根汤
C. 保阴煎
D. 加味阿胶汤
E. 圣愈汤

45. 患者，女，38岁。入睡困难4周。近期睡眠不佳，时睡时醒，曾服药物治疗未效，伴急躁易怒，头晕头痛，胸胁胀满，舌红，脉弦。治疗除主穴外，还应选用的配穴是
A. 心俞、脾俞、三阴交
B. 行间、太冲、风池
C. 太溪、太冲、涌泉
D. 心俞、大陵、肝俞
E. 太溪、太冲、内庭

46. 患者，男，28岁。牙齿疼痛剧烈，牙龈红肿，遇热更甚。伴有口臭，口渴，便秘，尿赤，舌红，苔黄，脉洪数。治疗应首选的经穴是
A. 手足少阴经穴为主
B. 手足太阴经穴为主
C. 手足少阳经穴为主
D. 手足太阳经穴为主
E. 手足阳明经穴为主

47. 患者，女，35岁。经后腹痛，小腹绵绵作痛，少腹柔软喜按，月经色淡、量少，面色萎黄，神疲乏力，头晕眼花，心悸气短，舌淡、舌体胖大边有齿痕，脉细弱。治疗除主穴外，还应选用的配穴是
A. 肝俞、肾俞
B. 脾俞、肾俞
C. 肾俞、太溪
D. 脾俞、气海
E. 气海、关元

48. 患者，男，40岁。三天前患者感冒后突然出现口角歪斜，右侧鼻唇沟变浅，露睛流泪，右侧额纹消失，舌红，苔薄黄，脉浮数。治疗除主穴外，还应选用的配穴是
A. 风池、列缺

B. 外关、曲池
C. 风池、气海
D. 外关、尺泽
E. 曲池、中渚

49. 患者，男，30岁。左侧膝关节胫骨平台骨折术后6周。左侧股四头肌肌力略减弱，股四头肌内侧头明显萎缩，左侧膝关节无疼痛。肌电图检查提示左侧下肢神经正常；术前无其他慢性病史。股四头肌萎缩的原因是
A. 神经损伤
B. 缺血
C. 长期制动
D. 肌病
E. 疼痛

50. 患者，男，34岁。因不完全脊髓损伤致左下肢瘫痪入康复科治疗，既往无其他慢性病史。入院检查：患者平车推入病房，左侧髋关节、膝关节能主动屈曲。现下应及时开始的训练是
A. 自我被动训练
B. 床上基本动作训练
C. 气功
D. 站立训练
E. 步行训练

51. 患者，男，24岁。高处跌落而致下半身感觉完全丧失半天。检查：刺激肛门皮肤与黏膜交界处时既无感觉也无运动功能，MRI示颈髓4损伤。预测其日后恢复最有可能的情况是
A. 生活完全不能自理
B. 生活基本不能自理
C. 生活能部分自理
D. 生活基本上能够自理
E. 能独立步行

52. 患者，男，50岁。发热恶寒1天，伴流清涕，头痛，舌苔薄白，脉浮。应首选的推拿基本治法是
A. 温法
B. 散法

C. 汗法
D. 和法
E. 通法

53. 患者，女，51岁。左肩关节疼痛伴活动受限，以外展、上举为甚。为缓解活动受限，应首选的推拿手法是
A. 弹拨法
B. 拿揉法
C. 按揉法
D. 点按法
E. 一指禅推法

54. 患者，女，25岁。突发胃痛1天，恶寒喜暖，泛吐清水，喜热饮，舌苔薄白，脉弦紧。除基本推拿手法操作外，应首先考虑的辨证治疗手法是
A. 点足三里、内关，摩擦胸胁两侧
B. 点内关、中脘，摩腹，点揉天枢，弹拨大横
C. 点按脾俞、胃俞，擦背部，重点在脊柱左侧
D. 点足三里、中脘，一指禅推梁门，擦脊柱左侧
E. 点足三里、内关、中脘，横擦腰骶部

55. 患者，男，39岁。颈部疼痛反复发作1月余，发作时颈项部疼痛，活动受限，右上肢疼痛、过电样麻木感；查体：颈部两侧压痛（+），臂丛神经牵拉试验（+），叩顶试验（+）。X线检查：颈椎生理曲度变直、颈椎C4～C7后缘骨质增生、椎间孔狭窄。应首先考虑的诊断是
A. 交感型颈椎病
B. 颈型颈椎病
C. 椎动脉型颈椎病
D. 神经根型颈椎病
E. 脊髓型颈椎病

56. 患者，男，20岁。扭伤致右膝关节疼痛2周。查体：右膝关节微肿，关节内侧间隙有压痛，麦氏试验（+），前后抽屉试验（－），关节屈曲活动轻度受限。应首先考虑的诊断是

A. 外侧半月板损伤
B. 内侧半月板损伤
C. 外侧副韧带损伤
D. 前交叉韧带损伤
E. 后交叉韧带损伤

57. 患者，女，50岁。外伤后右股骨颈骨折4个月，X片显示骨折无移位，局部仍有疼痛，活动不利。同时伴有腰膝酸软，四肢发凉，舌淡苔薄，脉沉细。X线片示：骨折迟缓愈合，骨质疏松。治疗应首选的方剂是
A. 柴胡疏肝散
B. 清营汤
C. 壮筋续骨丹
D. 羌活胜湿汤
E. 增液承气汤

58. 患者，女，62岁。跌倒时右手撑地致右腕部肿痛活动受限1小时。查体：右腕部肿胀，侧面观呈餐叉样畸形，桡骨远端压痛，腕关节屈伸活动受限。其诊断是
A. Smith 骨折
B. Colles 骨折
C. 月骨脱位
D. 腕舟骨骨折
E. 孟氏骨折

59. 患儿，男，8岁。跌倒时左肘关节伸直位手掌触地后左前臂肿痛1小时来诊。查体：左肘关节前外侧肿胀，压痛，肘关节屈伸及前臂旋转功能受限，尺骨近端压痛明显。此种损伤常合并损伤的神经是
A. 桡神经
B. 正中神经
C. 尺神经
D. 肌皮神经
E. 腋神经

60. 患儿，男，8岁，外伤致左上臂疼痛1小时。查体：左上臂中段压痛明显，纵向叩击痛（+）。X线检查提示：左肱骨中段短斜行骨折，骨折端轻度成角。患者家属选择行小夹板外固定保守治疗，最合理的处理是
A. 四夹板固定，超肩关节，2～3周

7

B. 四夹板固定，超肘关节，4～6周
C. 四夹板固定，不超关节，4～6周
D. 四夹板固定，超肩关节，6～8周
E. 四夹板固定，超肘关节，6～8周

61. 患者，女，44岁，保洁员。右肘关节外侧疼痛1月余，偶向前臂桡侧放射。对本疾患有重要诊断意义的检查是
A. 密耳（Mill's）试验
B. 腕关节尺偏挤压试验
C. 前臂屈肌紧张试验
D. 弗氏（Froment）征
E. 拇指尺偏（Finkelstein）试验

62. 患者，男，69岁。高血压病史，突然右眼视力急剧下降，仅见眼前手动，检查右眼底视盘水肿，边界模糊，后极部视网膜广泛乳白色水肿，黄斑区呈樱桃红点。伴有胸胁胀满，头昏头痛，眼胀，舌质紫黯，有瘀斑，脉弦涩。此病应争分夺秒采取中西医结合治疗，应首选的方剂是
A. 涤痰汤
B. 镇肝熄风汤
C. 补阳还五汤
D. 通窍活血汤
E. 龙胆泻肝汤

63. 患者，女，42岁。发现双眼夜盲伴视力逐渐下降，视野缩小9年，检查视力右眼0.2，左眼0.12，眼底视盘边清色蜡黄，视网膜血管明显变细，广泛骨细胞样色素沉着。伴见面色萎黄，神疲乏力，畏寒肢冷，夜尿频多，月经量少色淡，舌淡苔薄白，脉沉细无力。其中医治法是
A. 滋补肝肾，活血明目
B. 补脾益气，活血明目
C. 温补肾阳，活血明目
D. 疏肝解郁，活血明目
E. 清热平肝，活血明目

64. 患者，男，32岁。4天前右眼被小孩玩具擦伤，随后出现眼痛流泪，畏光，视力下降，检查视力右眼0.02，左眼1.0，白睛混赤，黑睛生翳，边缘不清，表面污秽，如覆凝脂，黄液上冲，伴身热，口渴思饮，尿黄，大便燥结，舌质红，苔黄，脉弦滑数。其证候是
A. 风热壅盛证
B. 正虚邪留证
C. 湿热内蕴证
D. 里热炽盛证
E. 阴虚火旺证

65. 患者，女，32岁。3天前感冒，用药后病情不减（药名不详），现咽痛剧烈，连及耳根，吞咽困难，口水较多，发热，口渴引饮，咳痰黄稠，口臭，尿黄，舌质红，苔黄厚，脉洪大而数，检查见喉核红肿，有黄白色脓点，咽峡红肿，颌下淋巴结肿痛。其中医治法是
A. 疏风清热，利咽消肿
B. 泻热解毒，利咽消肿
C. 滋养肺肾，清利咽喉
D. 健脾和胃，祛湿利咽
E. 活血化瘀，祛痰利咽

66. 患者，男，24岁。因反复鼻出血3个月就诊，每次出血量较多，有时左鼻，有时右鼻，有时两侧同时出血，无鼻部外伤史，来诊时暂无活动性出血。此时的处理措施是
A. 暂不作处理，嘱病人下次出血时再来医院检查
B. 进行详细的鼻部及鼻咽部检查以寻找可能的出血灶
C. 行前后鼻孔填塞以防再次出血
D. 嘱病人经常冷敷前额及颈部以防再次出血
E. 开一些止血药（中药或西药）服用

A3 答题说明

试题开始叙述一个以患者为中心的临床情景，然后提出3道考题，每道考题各自独立，下面有A、B、C、D、E五个备选答案。请从中选择一个最佳答案。

（67～69题共用题干）

患者，女，28岁。症见入寐困难，胸闷胁胀，急躁易怒，伴头晕头胀，口干口苦，纳差，小便短赤，舌红苔黄，脉弦数。

67. 其证候是
A. 阴虚火旺证
B. 肝郁化火证
C. 心脾两虚证
D. 痰热内扰证
E. 心胆气虚证

68. 其治法是
A. 清肝泻火，佐以安神
B. 清心泻火，安神宁心
C. 滋阴降火，养心安神
D. 补益心脾，养血安神
E. 益气镇惊，安神定志

69. 治疗应首选的方剂是
A. 泻心汤
B. 滋水清肝饮
C. 礞石滚痰丸
D. 当归龙荟丸
E. 龙胆泻肝汤

(70～72题共用题干)

患者，女，45岁。平素头晕心慌，气短乏力，食欲不振，便溏。近日皮肤出现紫斑，不痛不痒，月经色淡，眠差多梦。

70. 其诊断是
A. 虚劳
B. 紫斑
C. 月经不调
D. 头晕
E. 泄泻

71. 其证候是
A. 脾不统血证
B. 气虚下陷证
C. 脾肾阳虚证
D. 营卫不和证
E. 心肝血虚证

72. 治疗应首选的方剂是
A. 补中益气汤
B. 桂枝汤
C. 归脾汤
D. 金匮肾气丸
E. 四物汤

(73～75题共用题干)

患者大便4天一次，不甚干结，欲便不得出，有时便而不爽，肠鸣矢气，腹中胀痛，胸胁满闷，嗳气频作，食少纳呆，舌苔薄腻，脉弦。

73. 其中医诊断是
A. 热秘
B. 冷秘
C. 阳虚便秘
D. 气秘
E. 阴虚便秘

74. 其治法是
A. 补气润肠
B. 温阳通便
C. 泻热通便
D. 滋阴通便
E. 顺气导滞

75. 治疗应首选的方剂是
A. 六磨汤
B. 麻子仁丸
C. 大黄附子汤
D. 黄芪汤
E. 增液汤

(76～78题共用题干)

患者，女，20岁。平素性情急躁，面红目赤，1周前因家中变故，突发狂乱无知，骂詈号叫，不避亲疏，逾垣上屋，不食不眠，舌质红绛，苔黄腻，脉弦滑数。

76. 其证候是
A. 火毒内盛证
B. 痰热瘀结证
C. 痰蒙清窍证
D. 痰气郁结证
E. 痰火扰神证

77. 其治法是
A. 清肝泻火，镇心涤痰
B. 泻火解毒，清心开窍
C. 豁痰解毒，开窍醒神
D. 豁痰化瘀，调畅气血
E. 理气解郁，化痰醒神

78. 治疗应首选的方剂是
A. 甘麦大枣汤
B. 磁朱丸
C. 朱砂安神丸
D. 涤痰汤
E. 生铁落饮

(79～81题共用题干)

患者，男，32岁。反复腹泻、便血2年余，排便前常有左下腹痛，排便后可缓解，近3个月症状加重，每天排便3～4次。查体：轻度贫血貌，消瘦，左下腹轻压痛。粪常规检查示白细胞20～25/HP，红细胞10～20/HP，细菌培养（－）。

79.有助于确诊的首先检查是
A.粪便培养
B.结肠镜
C.腹部CT
D.钡剂灌肠造影
E.腹部B超

80.应首先考虑的诊断是
A.克罗恩病
B.结肠癌
C.溃疡性结肠炎
D.肠结核
E.肠易激综合征

81.治疗应首选的药物是
A.利福平
B.柳氮磺吡啶
C.甲泼尼龙
D.硫唑嘌呤
E.肠球菌三联活菌胶囊

(82～84题共用题干)

患者，男，27岁。有癫痫病史，反复发作。1小时前患者与他人争吵后突然跌仆，意识丧失，四肢强直，目睛上视，口吐白沫，喉间痰鸣，随后出现全身抽搐，呼吸节律异常，时轻时重，持续至就诊意识始终未恢复。

82.本次发作的类型是
A.强直性发作
B.肌阵挛发作
C.癫痫持续状态
D.失神发作
E.复杂部分性发作

83.终止发作应首选的药物是
A.地西泮
B.苯妥英钠
C.苯巴比妥
D.异戊巴比妥钠
E.卡马西平

84.患者发作控制后，维持治疗常用的药物是
A.苯巴比妥
B.地西泮
C.丙戊酸钠
D.乙琥胺
E.拉莫三嗪

(85～87题共用题干)

患者，男，50岁，大便出血、滴血，或喷射状出血，血色鲜红，大便秘结，伴有肛门瘙痒，舌质红，苔薄黄，脉数。

85.其证候是
A.湿热下注证
B.风热肠燥证
C.气滞血瘀证
D.脾虚气陷证
E.阴虚火旺证

86.其治法是
A.清热凉血祛风
B.清热利湿止血
C.清热利湿活血
D.补中升阳举陷
E.滋阴降火止血

87.治疗应首选的方剂是
A.脏连丸
B.知柏地黄汤
C.补中益气汤
D.止痛如神汤
E.凉血地黄汤

(88～90题共用题干)

患者，男，65岁。小便不畅，尿线变细，点滴而下，尿道涩痛，闭塞不通，小腹胀满隐痛，舌质黯，苔薄黄，脉弦。

88.其证候是
A.湿热下注证
B.肾阳不足证
C.气滞血瘀证
D.肺热气壅证
E.阴虚火旺证

89.其治法是
A.温补肾阳，通窍利尿
B.清热宣肺，通利膀胱

C. 清热利湿，消癃通闭
D. 行气活血，通窍利尿
E. 滋补肾阴，通窍利尿

90. 治疗应首选的方剂是
A. 八正散
B. 沉香散
C. 知柏地黄汤
D. 济生肾气丸
E. 黄芩清肺饮

（91～93题共用题干）
患者，女，25岁，颈部弥漫性肿大，边缘不清，随喜怒消长，皮色如常，质软无压痛，肿块随吞咽上下移动，伴急躁易怒，善太息，舌质淡红，苔薄，脉沉弦。

91. 其证候是
A. 风热痰凝证
B. 肝郁化火证
C. 气滞痰凝证
D. 气阴两虚证
E. 肝郁气滞证

92. 其治法是
A. 疏肝解郁，化痰软坚
B. 益气养阴，软坚散结
C. 疏风清热，化痰软坚
D. 活血化瘀，化痰散结
E. 温补脾肾，散寒化痰

93. 治疗应首选的方剂是
A. 柴胡疏肝散
B. 四海舒郁丸
C. 知柏地黄汤
D. 金匮肾气丸
E. 牛蒡解肌汤

（94～96题共用题干）
患者，女，40岁。半年来曾有反复头晕发作史，近来性情烦躁，今晨突然出现眩晕，自觉天旋地转，如坐舟船，伴左侧耳鸣耳聋、耳胀满堵塞感，恶心呕吐，但神志清楚，口苦咽干，胸胁苦满，舌质红，苔黄，脉弦数。

94. 其诊断是
A. 耳聋耳鸣
B. 迷路炎
C. 耳眩晕（梅尼埃病）
D. 良性阵发性位置性眩晕
E. 前庭神经炎

95. 其证候是
A. 风邪外袭证
B. 痰浊中阻证
C. 肝阳上扰证
D. 寒水上泛证
E. 髓海不足证

96. 其治法是
A. 疏风散邪，清利头目
B. 燥湿健脾，涤痰息风
C. 平肝熄风，滋阴潜阳
D. 温壮肾阳，散寒利水
E. 滋阴补肾，填精益髓

（97～99题共用题干）
患者，女，29岁。一周来带下量多，色白，质稀薄如涕如唾，无臭味，神疲乏力，纳少便溏，面色萎黄，倦怠嗜睡，少气懒言，舌淡胖，边有齿痕，苔薄白腻，脉虚缓。

97. 其证候是
A. 肾阴虚夹湿热证
B. 湿热下注证
C. 湿毒蕴结证
D. 脾虚证
E. 肾阳虚证

98. 其治法是
A. 温肾培元，固涩止带
B. 健脾益气，升阳除湿
C. 滋肾益阴，清热祛湿
D. 清热利湿，固涩止带
E. 清热解毒，除湿止带

99. 治疗应首选的方剂是
A. 完带汤
B. 内补丸
C. 知柏地黄丸
D. 五味消毒饮
E. 止带方

（100～102题共用题干）
患儿，男，7岁。反复多发性抽动2年。现摇头耸肩，挤眉弄眼，噘嘴踢腿，抽动频繁有力，不时喊叫，声音高亢，急躁易怒，伴头晕头痛，面红目赤，伴腹痛，便干尿黄，舌红苔黄，脉弦数。

100. 其证候是

A. 外风引动证
B. 肝亢风动证
C. 脾虚肝旺证
D. 痰火扰神证
E. 阴虚风动证

101. 其治法是
A. 清热化痰，息风止动
B. 疏风解表，息风止动
C. 平肝息风，泻火定抽
D. 滋水涵木，柔肝息风
E. 扶土抑木，调和肝脾

102. 治疗应首选的方剂
A. 银翘散
B. 天麻钩藤饮
C. 黄连温胆汤
D. 缓肝理脾汤
E. 大定风珠

（103～105题共用题干）
患者，男，69岁。无明显诱因出现泄泻数年，晨起即泄，脐腹冷痛，肠鸣即泻，得温痛减，遇寒加重，腰膝酸软。舌胖而淡，苔白，脉沉细。

103. 其证候是
A. 寒湿内盛证
B. 脾胃虚弱证
C. 肝气乘脾证
D. 肾阳虚衰证
E. 湿热伤中证

104. 治疗除主穴外，应选用的配穴是
A. 肾俞、肝俞、太冲
B. 肝俞、脾俞、关元
C. 脾俞、足三里、关元
D. 胃俞、脾俞、肾俞
E. 肾俞、命门、关元

105. 应配合的操作方法是
A. 刺络拔罐
B. 三棱针点刺
C. 灸法
D. 穴位贴敷
E. 耳针

（106～108题共用题干）
患者，女，32岁。晨起出现颈项强痛，疼痛连及项背，俯仰受限，不能左右回顾，颈背部压痛明显。

106. 其诊断是
A. 落枕
B. 漏肩风
C. 扭伤
D. 颈椎病
E. 背痛

107. 其经络辨证是
A. 太阳经、少阳经证
B. 阳明经、太阳经证
C. 督脉、阳明经证
D. 督脉、少阳经证
E. 督脉、太阳经证

108. 治疗除阿是穴外，还应选用的主穴是
A. 天柱、合谷、中渚、足临泣
B. 天柱、合谷、后溪、足临泣
C. 天柱、后溪、中渚、足临泣
D. 天柱、列缺、风池、后溪
E. 天柱、列缺、风池、合谷

（109～111题共用题干）
患者，男，30岁。左侧腰部酸痛3个月，尤以腰部向右侧侧屈和旋转活动时为甚，时有左大腿前内侧牵涉酸胀。检查：左侧第三腰椎横突处压痛，可触及条索状物。

109. 其诊断是
A. 腰椎间盘突出症
B. 腰椎后关节紊乱
C. 退行性腰椎滑脱症
D. 第三腰椎横突综合征
E. 骶髂关节半脱位

110. 其推拿治法是
A. 活血行气，解痉止痛，理筋整复
B. 舒经通络，解痉止痛，活血化瘀
C. 解痉止痛，理筋整复，滑利关节
D. 舒经通络，理筋整复，解痉止痛
E. 祛风胜湿，解痉止痛，舒经通络

111. 对患处解痉止痛的推拿手法是
A. 弹拨法和扳法
B. 腰部揉法、擦法和按法
C. 腰椎旋转扳法和擦法
D. 腰部后伸扳法和擦法
E. 双侧腰椎斜扳法和擦法

（112～114题共用题干）

患者，男，50岁。腰痛多年，时轻时重，伴双下肢痛，1天前搬重物后腰腿痛加剧，并出现双侧下肢麻木与排尿困难。查体：腰椎屈伸活动受限，腰4～5椎旁压痛向下肢放射，双侧下肢肌力下降，鞍区痛觉减退。

112. 出现排尿困难，鞍区痛觉减退的原因是

A. L3 神经根受压

B. L4 神经根受压

C. L5 神经根受压

D. S1 神经根受压

E. 马尾神经受压

113. 为明确诊断，首选的辅助检查是

A. 腰椎正侧位 X 线片

B. 腰椎 MRI

C. 肌电图

D. B 超

E. 放射性核素

114. 最主要的治疗措施是

A. 卧硬床休息

B. 牵引

C. 腰硬膜外注射或骶管注射

D. 手术

E. 推拿理疗

（115～117题共用题干）

患儿，男，6岁。跌倒致右肘部肿痛活动受限1小时。查体：右肘关节呈半屈状，屈伸活动受限，桡动脉搏动减弱，肘后三角存在，右手拇指、食指对掌功能障碍。

115. 其诊断是

A. 伸直型肱骨髁上骨折

B. 屈曲型肱骨髁上骨折

C. 肘关节脱位

D. 桡骨小头半脱位

E. 尺骨鹰嘴骨折

116. 最可能损伤的神经是

A. 桡神经

B. 正中神经

C. 尺神经

D. 肌皮神经

E. 腋神经

117. 首先应考虑的治疗方案是

A. 立即切开筋膜减压

B. 尺骨鹰嘴牵引

C. 手法复位，石膏托固定

D. 手法复位，小夹板外固定

E. 手术探查，同时行骨折复位内固定

（118～120题共用题干）

患者，男，69岁。跌伤致右髋疼痛活动受限1小时。查体：右下肢短缩外旋畸形，右髋部肿胀不明显，纵向叩击痛明显，腹股沟中点压痛明显。

118. 该患者最可能的诊断是

A. 髋关节后脱位

B. 髋关节前脱位

C. 股骨颈骨折

D. 股骨转子间骨折

E. 髋部软组织损伤

119. 为明确诊断，首先选用的辅助检查是

A. X 线片

B. CT

C. MRI

D. 放射性核素

E. 关节造影

120. 该患者首选的治疗方法是

A. 卧床休息

B. 手法复位小夹板外固定

C. 手法复位髋人字石膏外固定

D. 切开复位内固定术

E. 人工关节置换术

（121～123题共用题干）

患者，男，60岁。半身不遂，言语謇涩，半身麻木，面白无华，气短乏力，口角流涎，自汗，心悸，舌质暗淡，苔薄白，脉沉细。

121. 其证候是

A. 中经络（风痰阻络证）

B. 中经络（气虚血瘀证）

C. 中脏腑（阳闭）

D. 中脏腑（阴闭）

E. 中经络（风阳上扰证）

122. 其中医治法是

A. 益气养血，活血通络

B. 平肝潜阳，化痰通络

C. 祛风解痉，化痰通络

D. 活血化瘀，开窍醒神

E. 辛温开窍，化痰醒神

123. 治疗应首选的方剂是
A. 星蒌承气汤
B. 补阳还五汤
C. 天麻钩藤饮
D. 化痰通络汤
E. 镇肝熄风汤

(124～126题共用题干)

患者，女，29岁。产后大出血，出现昏厥，面色苍白，口唇无华，四肢震颤，目陷口张，呼吸微弱，舌质淡，脉芤。

124. 其中医病证是
A. 气厥（虚证）
B. 眩晕（亡血失津证）
C. 血厥（虚证）
D. 虚劳（气血两虚证）
E. 寒厥（虚证）

125. 其治法是
A. 养血生津
B. 回阳救逆
C. 补气回阳
D. 滋阴生津
E. 补气养血

126. 用汤药急救灌服后，可继服的方剂是
A. 泰山磐石散
B. 龟鹿二仙汤
C. 保元汤
D. 人参养荣汤
E. 地黄饮子

(127～129题共用题干)

患者，女，17岁。半年来因学习紧张，思想压力较大，晚上经常难以入眠，多梦易醒，伴心悸健忘，四肢倦怠，饮食乏味，面色少华，舌质淡，脉细弱。

127. 其证候是
A. 心胆气虚证
B. 心脾两虚证
C. 阴虚火旺证
D. 忧郁伤神证
E. 痰气郁结证

128. 其治法
A. 清肝泻火，佐以安神
B. 清心泻火，安神宁心
C. 滋阴降火，养心安神
D. 补益心脾，养血安神
E. 益气镇惊，安神定志

129. 治疗应首选的方剂是
A. 黄连阿胶汤
B. 天王补心丹
C. 安神定志丸
D. 归脾汤
E. 柴胡疏肝散

(130～132题共用题干)

患者，男，22岁。恶寒甚，发热轻，自汗出，头身疼痛，鼻塞，咳嗽痰白，声低息短，倦怠乏力，舌质淡，苔白，脉浮无力。

130. 其证候是
A. 风寒束表证
B. 暑湿伤表证
C. 风热犯表证
D. 阴虚感冒证
E. 气虚感冒证

131. 其治法是
A. 辛温解表
B. 化湿解表
C. 滋阴解表
D. 养血解表
E. 益气解表

132. 治疗应首选的方剂是
A. 参苏饮
B. 荆防败毒散
C. 麻黄附子细辛汤
D. 桂枝加附子汤
E. 桂枝汤

(133～135题共用题干)

患者，男，57岁。慢性乙型肝炎病史10余年，肝硬化病史1年余，近1周因饮食不当出现腹痛、腹泻、少尿，随后出现意识错乱，胡言乱语，行为失常，随意便溺，双手颤抖。神经系统查体见肌张力增高，腱反射亢进，巴宾斯基征（+），上肢扑翼样震颤（+）。

133. 首先应考虑的诊断是
A. 肝肾综合征
B. 脑出血
C. 蛛网膜下腔出血

D. 肝性脑病
E. 帕金森病

134. 当前适宜的饮食治疗方案是
A. 高热量、低蛋白
B. 高热量、低脂肪
C. 高碳水化合物，限制蛋白质食物
D. 禁食
E. 低钠高钾饮食

135. 当前应禁用的药物是
A. 抗生素
B. 利尿剂
C. 谷氨酸盐
D. 巴比妥类
E. B族维生素

A4 答题说明

试题开始叙述一个以单一病人或家庭为中心的临床情景。然后提出5个相关的问题，问题之间相互独立。当病情逐渐展开时，逐步增加一些有前提的假设信息。这些信息与病例中叙述的具体病人并不一定有联系。但每题均与开始的临床情景和随后的改变有关。下面有A、B、C、D、E五个备选答案。请从中选择一个最佳答案。

(136～140题共用题干)

患者，女，70岁。劳累后出现胸闷刺痛，痛引肩背，日久不愈，舌质紫黯，苔薄白，脉弦涩。

136. 其证候是
A. 心血瘀阻证
B. 寒凝心脉证
C. 气阴两虚证
D. 气滞心胸证
E. 心肾阳虚证

137. 其治法是
A. 辛温散寒，宣通心阳
B. 活血化瘀，通脉止痛
C. 疏肝理气，活血通络
D. 益气养阴，活血通脉
E. 温补阳气，振奋心阳

138. 治疗应首选的方剂是
A. 参附汤合右归饮
B. 枳实薤白桂枝汤合当归四逆汤

C. 生脉散合人参养荣汤
D. 柴胡疏肝散
E. 血府逐瘀汤

139. （假设信息）若患者胸痛剧烈，可加用的中药是
A. 乳香、没药
B. 人参、黄芪
C. 枳实、薤白
D. 半夏、胆南星
E. 沉香、檀香

140. （假设信息）若患者兼有畏寒肢冷，脉沉细，可加用的中药是
A. 肉桂、黄芪
B. 高良姜、肉桂
C. 薤白、芡实
D. 桂枝、杜仲
E. 人参、黄芪

(141～145题共用题干)

患者，男，68岁。胃癌术后3年，心烦口渴，胃脘灼热，大便干结如羊矢，形体消瘦，皮肤干枯，小便短赤，舌质光红，干裂少津，脉细数。

141. 其证候是
A. 气虚阳微证
B. 瘀血内停证
C. 津亏热结证
D. 湿热蕴结证
E. 痰气交阻证

142. 其治法是
A. 清热利湿，顺气降逆
B. 滋阴养血，破血行瘀
C. 滋阴养血，润燥生津
D. 开郁化痰，润燥降气
E. 温补脾肾，清热通便

143. 治疗应首选的方剂是
A. 沙参麦冬汤
B. 增液汤
C. 通幽汤
D. 启膈散
E. 龙胆泻肝汤

144. （假设信息）若患者出现腹部胀满，形似蛙腹，朝宽暮急，肢冷浮肿，小便短少，舌淡胖苔白腻，脉沉细无力。治疗应首选的方剂是

A. 胃苓汤
B. 实脾饮
C. 中满分消丸
D. 附子理苓汤
E. 一贯煎

145.（假设信息）若患者出现烦渴咽燥，噎食不下，食入即吐，舌质红，少津，脉细。治疗宜选用的方剂是
A. 玉枢丹
B. 竹叶石膏汤加大黄
C. 大承气汤
D. 半夏泻心汤
E. 理中丸

（146～150题共用题干）
患者，男，67岁。3个月前无明显诱因出现多尿、多饮，每日饮水量多在3000mL以上，无明显多食及体重变化，未及时就诊。2天前晨起锻炼时受寒，随后出现咳嗽，发热，周身酸痛，经自服"抗感冒"药后症状基本缓解，但是出现食欲不振，嗜睡不起，前来就诊。查体：T 37.5℃，P 112 次/分，R 22 次/分，BP 80/50mmHg，急性病容，精神萎靡，呼出气有烂苹果气味，眼窝凹陷，皮肤干燥、弹性差，无出血点，巩膜无黄染，全身浅表淋巴结未触及肿大，双肺呼吸音稍粗糙，未闻及干湿啰音，心界正常，心率112 次/分，律齐，未闻及杂音，腹部未见异常。实验室检查：血糖 29.8mmol/L，血酮体 3.2mmol/L，二氧化碳结合力 17.6mmol/L，血钠 128mmol/L，血钾 5.9mmol/L。

146. 根据病史资料，应首先考虑的诊断是
A. 糖尿病酮症酸中毒
B. 糖尿病高血糖高渗综合征
C. 糖尿病乳酸性酸中毒
D. 糖尿病肾病
E. 糖尿病并发肺部感染

147. 常用的有确诊意义的实验室检查是
A. 血浆C肽
B. 尿糖
C. 尿酮体
D. OGTT
E. 动脉血气分析

148. 救治该患者的关键治疗措施是
A. 静脉推注胰岛素
B. 持续静脉滴注胰岛素
C. 静脉补液恢复血容量
D. 血液透析
E. 静脉注射5%碳酸氢钠注射液

149.（假设信息）如经治疗后患者病情逐渐好转，可以开始输用含糖溶液的血糖水平是
A. 7.8mmol/L
B. 11.1mmol/L
C. 13.9mmol/L
D. 16.7mmol/L
E. 21.2mmol/L

150.（假设信息）如经补液治疗后患者尿量显著增加，酸中毒纠正，应注意补充的电解质是
A. 钾
B. 镁
C. 钠
D. 氯
E. 钙

（151～155题共用题干）
患者，女，62岁。皮疹呈点滴状，发展迅速，颜色鲜红，层层银屑，瘙痒剧烈，抓之有点状出血，伴口干舌燥，咽喉疼痛，心烦易怒，大便干燥，小便黄赤，舌红，苔薄黄，脉弦滑。

151. 其诊断是
A. 瘾疹
B. 白疕
C. 风热疮
D. 面游风
E. 湿疮

152. 其证候是
A. 血虚风燥证
B. 气滞血瘀证
C. 血热内蕴证
D. 湿毒蕴阻证
E. 火毒炽盛证

153. 其治法是
A. 清热凉血，解毒消斑
B. 养血滋阴，润肤息风
C. 清利湿热，解毒通络
D. 清热泻火，凉血解毒
E. 活血化瘀，解毒通络

154.（假设信息）若病情加重，全身皮肤潮红，肿胀，灼热瘙痒，大量脱皮，或有密集小脓疱，伴壮热，口渴，头痛，畏寒，大便干燥，小便黄赤，舌红绛，苔黄腻，脉弦滑数。其证候是

A. 血虚风燥证

B. 血热内蕴证

C. 气滞血瘀证

D. 湿毒蕴阻证

E. 火毒炽盛证

155.（假设信息）若病程日久，反复不愈，皮疹多呈斑块状，鳞屑较厚，颜色黯红，舌质紫黯，脉细缓。治疗应首选的方剂是

A. 犀角地黄汤

B. 当归饮子

C. 桃红四物汤

D. 萆薢渗湿汤

E. 清瘟败毒饮

（156～160题共用题干）

患者，女，49岁。便秘2月余。平素粪质干燥坚硬，便下困难，2～3天一次，饮食偏嗜辛辣。近日连续5日未解大便，口干口臭，喜冷饮，呃逆，舌红，苔黄燥，脉滑数。

156. 其中医诊断是

A. 腹痛

B. 便秘

C. 胃痛

D. 呃逆

E. 痢疾

157. 其证候是

A. 邪热壅盛证

B. 气机郁滞证

C. 气虚证

D. 血虚证

E. 阳虚阴寒内盛证

158. 治疗除主穴外，还应选用的配穴是

A. 合谷、下脘

B. 太冲、中脘

C. 太冲、内庭

D. 合谷、内庭

E. 合谷、曲池

159.（假设信息）若出现腹痛发作选用足三里治疗，其操作方法是

A. 温针灸

B. 毫针持续弱刺激1～3分钟

C. 艾条灸

D. 毫针持续强刺激1～3分钟

E. 隔物灸

160.（假设信息）若出现呃逆加重，还应选用的腧穴是

A. 梁丘、下脘、膻中、内庭

B. 太冲、中脘、内关、内庭

C. 膈俞、中脘、内关、膻中

D. 梁门、下脘、内关、膻中

E. 脾俞、膈俞、外关、膻中

（161～165题共用题干）

患者，女，26岁。经期下腹部剧烈疼痛，疼痛拒按，得热疼痛缓解，月经量少，色紫黑有块，畏寒肢冷，舌淡胖苔白，脉沉紧。

161. 其证候是

A. 气滞血瘀证

B. 寒凝血瘀证

C. 气血不足证

D. 肾气亏虚证

E. 脾肾阳虚证

162. 其治法是

A. 疏肝理气，通经止痛

B. 调补气血，通经止痛

C. 调理冲任，通经止痛

D. 温补脾肾，调理冲任

E. 清热化瘀，调理冲任

163. 治疗除主穴外，还应选用的配穴是

A. 神阙、归来

B. 太冲、血海

C. 肾俞、太溪

D. 足三里、气海

E. 神阙、太溪

164.（假设信息）若患者因故失治复加情绪剧烈波动，出现胸胁、胀满、烦闷、喜叹息，舌有瘀斑，脉沉弦。应加用的配穴是

A. 肾俞、太溪

B. 血海、太冲

C. 气海、足三里

D. 归来、三阴交

E. 脾俞、内关

165.（假设信息）若患者腹部冷痛加剧时，宜选用的操作方法是

A. 皮肤针法

B. 穴位埋线法
C. 灸法
D. 电针
E. 三棱针

(166～170题共用题干)

患者,女,36岁。已婚,妊娠46天,阴道流血1周,量少,色淡暗,腰酸,腹痛,下腹坠胀,头晕耳鸣,夜尿多,眼眶暗黑,舌淡暗,苔白,脉沉细尺弱。

166. 其诊断是
A. 滑胎
B. 胎动不安
C. 堕胎
D. 胎漏
E. 垢胎

167. 其证候是
A. 脾虚证
B. 肾虚证
C. 气血虚弱证
D. 血瘀证
E. 血热证

168. 治疗应首选的方剂是
A. 清热安胎饮
B. 寿胎丸
C. 保阴煎
D. 当归散
E. 胎元饮

169.(假设信息)若患者小腹下坠明显,在上述治法上,需加用的治法是
A. 升阳举陷
B. 益气养血
C. 益气升提
D. 补中益气
E. 健脾益气

170.(假设信息)若治疗10天后,患者小腹下坠进一步加重,阴道出血增多超月经量,并见少许肉样组织排出,腰酸腹痛加重,检查血清孕酮、HCG较前下降明显,应首选的治疗措施是
A. 注射黄体酮保胎
B. 口服黄体酮及维生素E保胎
C. 肌注黄体酮及绒毛膜促性腺激素保胎
D. 中药补肾益气安胎
E. 尽快刮宫,清除宫腔内容物

(171～175题共用题干)

患者,女,33岁。已婚,月经周期紊乱1年余,经期6天,周期19～60天,崩中暴下,继而淋沥,质稀无块,伴气短神疲,面色㿠白,面浮肢肿,舌淡,苔薄白,脉沉细。

171. 其证候是
A. 脾虚证
B. 肾虚证
C. 阳虚证
D. 血虚证
E. 虚热证

172. 其治法是
A. 滋阴清热,止血调经
B. 疏肝理气,止血调经
C. 清热凉血,止血调经
D. 补肾调经,止血调经
E. 补气升阳,止血调经

173. 治疗应首选的方剂是
A. 固阴煎
B. 清热固经汤
C. 一贯煎
D. 举元煎合安冲汤
E. 左归丸

174.(假设信息)若出现崩中量多,在上述治法的基础上,需敛阴涩血,应首先考虑加用的中药是
A. 生黄芪、益母草
B. 益母草、仙鹤草
C. 侧柏炭、益母草
D. 侧柏炭、仙鹤草
E. 阿胶、侧柏炭

175.(假设信息)若久崩不止,又见头晕,乏力,心悸失眠,在主方的基础上敛阴涩血的同时还应兼顾养心安神,首先应考虑加用的中药是
A. 莲子心、五味子
B. 百合、莲子心
C. 制首乌、五味子
D. 百合、五味子
E. 白芍、莲子心

(176～180题共用题干)

患儿,女,8岁。发现双下肢瘀点瘀斑3天,双下肢伸侧面可见高出皮肤的鲜红色斑丘疹,大小不一,对称性分布,压之不褪色,

伴鼻衄,血色鲜红,心烦口渴,便秘,舌质红绛,脉数有力。

176. 其证候是
A. 风热伤络证
B. 气阴两伤证
C. 血热妄行证
D. 气不摄血证
E. 阴虚火旺证

177. 其治法是
A. 养阴生津,益气复脉
B. 清热解毒,凉血化瘀
C. 祛风清热,凉血止血
D. 滋阴清热,凉血化瘀
E. 健脾养心,益气摄血

178. 治疗应首选的方剂是
A. 银翘散
B. 甘露消毒丹
C. 清瘟败毒饮
D. 犀角地黄汤
E. 归脾汤

179.（假设信息）若患儿皮疹新出不止,皮肤紫斑多者,可加用的中药是
A. 忍冬藤、海风藤、牛膝
B. 大蓟、小蓟、白茅根
C. 枸杞子、五味子、阿胶
D. 木香、白芍、丹参
E. 藕节炭、地榆炭、三七粉

180.（假设信息）若患儿又出现腹痛较甚,可加用的中药是
A. 牛膝、络石藤、伸筋草
B. 大蓟、小蓟、灯芯草
C. 枸杞子、五味子、阿胶
D. 白芍、丹参、延胡索
E. 藕节炭、地榆炭、白及

（181～185题共用题干）

患儿,女,2岁。8月初就诊。高热3天,T 39.5℃,无汗身重,头痛困倦,胸闷泛恶,心烦口渴,不欲饮食,大便稀薄,小便短黄,舌红,苔黄腻,指纹紫滞。

181. 其证候是
A. 风寒感冒证
B. 暑邪感冒证
C. 风热感冒证
D. 气虚感冒证
E. 时疫感冒证

182. 其治法是
A. 疏风清热解毒
B. 疏风解表散寒
C. 疏风清热养阴
D. 益气散寒解表
E. 清暑解表化湿

183. 治疗应首选的方剂是
A. 桑菊饮
B. 银翘散
C. 玉屏风散
D. 新加香薷饮
E. 荆防败毒散

184.（假设信息）若出现惊惕啼叫,睡卧不宁,甚至突发抽搐,舌红,脉浮弦。其证候是
A. 夹热证
B. 夹滞证
C. 夹痰证
D. 夹惊证
E. 夹湿证

185.（假设信息）若兼见脘腹胀满,腹痛泄泻,呕吐酸腐,口气臭秽,在主方治疗基础上,可合用的方剂是
A. 保和丸
B. 银翘散
C. 二陈汤
D. 镇惊丸
E. 六君子汤

（186～190题共用题干）

患儿,男,5岁。咳喘半日,喘促气急,喉间哮鸣,鼻塞清涕,恶寒发热,咳痰黏稠色黄,大便干结,尿黄,舌红,苔薄白,脉浮紧。

186. 其证候是
A. 风寒束肺证
B. 痰热阻肺证
C. 寒热错杂证
D. 肺实肾虚证
E. 肺脾气虚证

187. 其治法是
A. 散寒清热,降气平喘
B. 温肺散寒,化痰定喘
C. 清肺涤痰,止咳平喘

D. 泻肺平喘，补肾纳气
E. 养阴清热，补益肺肾

188. 治疗应首选的方剂是
A. 大青龙汤
B. 苏子降气汤
C. 金匮肾气丸
D. 小青龙汤合三子养亲汤
E. 人参五味子汤合玉屏风散

189. （假设信息）若患儿发热重，在主方的基础上，可选用的清解肺热药物是
A. 杏仁、金银花
B. 射干、地龙
C. 杏仁、野菊花
D. 栀子、鱼腥草
E. 前胡、贯众

190. （假设信息）若患儿喘促加重，在主方的基础上，可加用的药物是
A. 射干、地龙
B. 竹沥、黛蛤散
C. 山药、扁豆
D. 前胡、百部
E. 栀子、虎杖

C 答题说明

案例分析题是一种模拟临床情境的串型不定项选择题，用以考查考生在实践工作中所应该具备的技能、思维方式和对已有医学知识的综合应用能力。试题由一个病例和多个问题组成，问题不少于 3 个，每个问题的选项不少于 6 个，正确答案可以是一个或多个。

（191～195题共用题干）

患者，男，48 岁。近 3 年来反复咳嗽，咳声重浊，胸闷气短，尤以晨起咳甚，痰黏腻色白，伴体倦、食少、脘痞、便溏，舌苔白腻，脉濡滑。

191. 对该患者的中医诊断是
A. 内伤咳嗽痰湿蕴肺证
B. 虚喘肺虚证
C. 实喘痰浊阻肺证
D. 外感咳嗽风寒犯肺证
E. 肺胀痰浊壅肺证
F. 肺痿虚寒证
G. 哮证缓解期脾虚证

192. 该患者的治法是
A. 燥湿
B. 健脾
C. 清肝
D. 补肾
E. 化痰
F. 止咳
G. 标本兼治

193. 治疗应给予的方剂是
A. 二陈平胃散
B. 三子养亲汤
C. 沙参麦冬汤
D. 麻黄杏仁甘草石膏汤
E. 百合固金汤
F. 补肺汤
G. 清金化痰汤

194. 为明确诊断应进行的必要检查是
A. X 线检查
B. 肺功能检查
C. 血管超声
D. 肺纤维支气管镜检查
E. 支气管碘油造影
F. 胸部 CT

195. 此患者最有可能的临床诊断是
A. 支气管扩张
B. 慢性支气管炎
C. 支气管哮喘
D. 肺结核
E. 支气管肺癌
F. 支气管肺炎
G. 慢性阻塞性肺病

（196～200题共用题干）

患者，女，62 岁。1 周前家中突发变故，此后患者逐渐出现神思恍惚，情绪低落，时时欲哭，喃喃自语，胸闷心悸，反应迟钝，不能集中注意力，头晕头胀，肢体困乏，二便调。家族中无精神病病史。

196. 需要考虑的中医诊断是
A. 郁证
B. 癫证
C. 眩晕
D. 痴呆
E. 心悸
F. 头痛

197. 若为心脾两虚证，可能出现的临床表现是
   A. 面色不华，食欲不振
   B. 嘈杂吞酸，口苦口干
   C. 不寐易惊，烦躁不安
   D. 头重如裹，口多涎沫
   E. 不思饮食，胁肋胀痛
   F. 难以入寐，寐则多梦易醒
   G. 舌淡，苔薄白，脉沉细无力
   H. 舌红，苔腻而白，脉弦滑

198. 可选用的方剂是
   A. 控涎丹
   B. 苏合香丸
   C. 逍遥散合涤痰汤
   D. 四七汤
   E. 顺气导痰汤
   F. 生铁落饮

199. 应采用的中医治法是
   A. 豁痰化瘀
   B. 清心泻火
   C. 调畅气血
   D. 涤痰醒神
   E. 理气解郁
   F. 养心安神

200. 治疗可选用的药物是
   A. 胆南星，天竺黄
   B. 玄参，麦冬
   C. 生地，白芍
   D. 酸枣仁，柏子仁
   E. 赤芍，丹参
   F. 陈皮，竹茹
   G. 阳起石，巴戟天

（201～205题共用题干）

患者，男性，38岁。3天前进食毛蚶后开始出现发热，伴畏寒，全身乏力，食欲减退，恶心呕吐，厌食油腻，腹部胀满，右侧胁肋隐痛，小便黄，大便秘结。查体：体温38.5℃，巩膜黄染，全身皮肤色黄，肝大、质软，肝区叩痛（+）。否认高血压、糖尿病等内科系统疾病。

201. 需要考虑的中医诊断是
   A. 痞满
   B. 胃痛
   C. 腹痛
   D. 黄疸
   E. 胁痛
   F. 便秘

202. 若辨为阳黄，可能出现的临床表现是
   A. 黄色鲜明
   B. 黄色晦暗
   C. 疸色如金
   D. 口干口苦
   E. 神昏发斑
   F. 舌黄腻，脉弦数

203. 可选用的方剂是
   A. 茵陈蒿汤
   B. 安宫牛黄丸
   C. 甘露消毒丹
   D. 紫雪丹
   E. 犀角散
   F. 大柴胡汤

204. 治疗可加减选用的药物是
   A. 艾叶
   B. 紫草
   C. 阿胶
   D. 炮姜炭
   E. 侧柏叶
   F. 灶心土

205. 可选用的方剂是
   A. 归芍六君子汤
   B. 茵陈四苓汤
   C. 逍遥散
   D. 黄芪建中汤
   E. 鳖甲煎丸
   F. 柴胡疏肝散

（206～210题共用题干）

患者，女，60岁。昨日夜间突起气促，胸闷，被迫坐起，呼吸困难来诊。症见喘促，喉中痰鸣有声，咳痰不畅，痰稀薄色白。查体：HR 100次/分，BP 120/75mmHg，胸廓饱满，两肺满布哮鸣音。心律齐。肝脾肋下未及。双下肢无浮肿。

206. 应考虑的西医诊断是
   A. 支气管哮喘
   B. 慢性阻塞性肺疾病急性加重
   C. 气胸
   D. 支气管扩张症
   E. 心源性哮喘

F. 支气管肺癌

207. 为缓解症状，治疗可使用的药物是

A. 肾上腺素

B. 吗啡

C. 氨茶碱

D. 喘定

E. 甲泼尼龙

F. 呋塞米

208. 宜选用的中医治法是

A. 健脾益气

B. 补土生金

C. 温肺散寒

D. 清热宣肺

E. 解表散寒

F. 化痰平喘

209. 治疗宜选用的方剂是

A. 射干麻黄汤

B. 小青龙汤

C. 越婢加半夏汤

D. 厚朴麻黄汤

E. 六君子汤

F. 生脉地黄汤

210. 可加用的药物是

A. 当归

B. 桂枝

C. 生姜

D. 薤白

E. 白术

F. 黄芩

（211～215题共用题干）

患者，女，55岁。多饮、多尿、多食伴消瘦15年，双下肢水肿1年，伴面色萎黄、神疲乏力、恶心、呕吐，脘腹胀满，面色不华，四肢倦怠，畏寒怕冷，小便短少，舌淡苔白滑，脉沉弱。检查：BP 180/100mmHg，尿蛋白（++），尿红细胞（+），24小时尿蛋白定量：3.5g，肾功能：Cr 568μmol/L。

211. 其临床诊断是

A. 高血压病

B. 急性肾小球肾炎

C. 糖尿病

D. 肾性糖尿

E. 慢性肾功能衰竭

F. 慢性肾炎

212. 其证候是

A. 风水相搏证

B. 湿毒浸淫证

C. 湿热壅盛证

D. 脾阳虚衰证

E. 肾阳虚衰证

F. 痰热扰神证

213. 治疗应选用的药物是

A. 甲苯磺丁脲

B. 二甲双胍

C. 氯沙坦

D. 消心痛

E. 盐酸特拉唑嗪

F. 美托洛尔

214. 治疗可选用的方剂是

A. 真武汤

B. 小半夏加茯苓汤

C. 济生肾气丸

D. 犀角地黄汤

E. 大承气汤

F. 桃红四物汤

215. 此时应选用的治疗措施是

A. 补液

B. 控制心率

C. 控制血压

D. 抗感染

E. 应用胰岛素

F. 纠正酸中毒